AF495360

CHOLÉRA

SON TRAITEMENT PRÉSERVATIF ET CURATIF

PAR LA MÉDECINE NATURELLE

SUIVI DE L'EXPOSITION DES TRAITEMENTS DE LA MÉDECINE OFFICIELLE

ET DE REMARQUES CRITIQUES

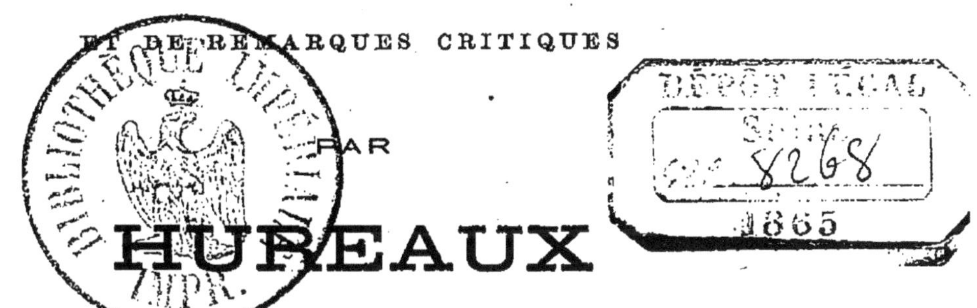

PAR

HUREAUX

Auteur de LA SANTÉ à tout le monde.

A PARIS

AU BUREAU DES PUBLICATONS DE L'AUTEUR

10, RUE DES MARTYRS, 10

DU CHOLÉRA

Prédisposition — Cause occasionnelle — Cause effective du Choléra.

Un sang pauvre, des humeurs malsaines, des voies digestives en mauvais état prédisposent l'économie vivante à la redoutable invasion du Choléra.

Des émanations insalubres, le manque d'air vif, la privation d'une nourriture substantielle et chaude, l'air vicié des grandes réunions ou d'une habitation trop étroite, des refroidissements, des vêtements incomplets sont autant de causes occasionnelles du fléau.

La cause effective du Choléra est un être vivant microscopique qui se produit originairement dans la vase boueuse du Gange et d'autres fleuves, ou de marais méphitiques des régions de l'extrême Orient, qui se reproduit et se développe dans les miasmes atmosphériques et dans les humeurs corrompues de notre corps, et qui accomplit son œuvre dévastatrice en visitant successivement diverses grandes contrées du globe. Je donne, avec une précision toute mathématique, dans un travail complexe qui sera publié plus tard, la preuve que le Choléra est produit par des êtres animés, agents de destruction de la pire espèce. Ces êtres abjects, sortis des abîmes du mal vivant, ne trouvent les éléments de leur vie maudite que dans les foyers de corruption, dans l'ordure, dans la pourriture, dans la décomposition cadavérique des corps qu'ils amènent si subitement à cet horrible état, pour les dévorer et en alimenter leur monstrueuse existence. Ainsi le mal moral s'alimente à la source impure du vice et de la dissolution des âmes corrompues, tombées à l'état de cadavre ; mais les âmes saines et en pleine vie ne peuvent être atteintes par la contagion des mœurs contemporaines. De même le corps sain, bien portant, doué d'un sang riche et pur, est inaccessible à l'invasion de l'épidémie régnante. Mais, à la première occasion, la prédisposition à la maladie, provenant de la corruption des humeurs, vous rend victime de l'épidémie, comme une âme faible et viciée succombe aux sollicitations des passions mauvaises.

Invasion et phénomène du Choléra.

Le Choléra présente deux variétés principales, mais ces variétés se traitent d'après les mêmes principes du traitement exposé plus bas. La première est caractérisée par des vomissements répétés d'aliments à demi-digérés, de matières vertes, brunes ou noirâtres ; par des déjections fréquentes de même nature, par une douleur vive, déchirante et brûlante dans tout le canal intestinal, avec refroidissement et contraction des membres et avec défaillances. Puis, si le malade résiste à ce premier assaut, arrivent consécutivement les symptômes de la deuxième variété. Dès l'invasion de cette dernière, il se manifeste, le plus souvent, des vomissements et des évacuations alvines, aqueuses, blanchâtres, semblables à de l'eau de riz. Le corps est d'abord dans l'état d'une stupéfaction insensible, avec refroidissement, excavation des yeux, teinte bleuâtre de la face, faiblesse du pouls, frissons, sueur froide et visqueuse sur toute la surface du corps. L'urine est supprimée. La marche de la maladie fait des progrès effrayants.

Un cercle violacé et brunâtre entoure les orbites, il existe un désordre tout particulier dans le regard, le pouls devient insensible, les artères sont vides de sang, l'oppression est extrême, les membres sont tourmentés de crampes violentes, la peau complétement froide prend une teinte livide et bleuâtre, les yeux sont secs, ternes; la soif vive, la voix éteinte. La marche de la maladie est si rapide que le malade, après quelques heures, a pris un aspect tout cadavérique et est devenu complétement méconnaissable. Si le malade ne succombe pas, le feu de la réaction se rallume avec ardeur, et on se trouve en présence de tous les symptômes et de tous les dangers d'une fièvre typhoïde grave.

Traitement préservatif du Choléra par la médecine naturelle.

La première condition à remplir pour se soustraire à l'invasion cholérique est d'éviter les causes qui peuvent l'occasionner, surtout si votre état particulier vous prédispose à contracter des maladies.

La deuxième condition consiste à faire disparaître toute prédisposition aux maladies, toujours dangereuse en temps d'épidémie. On y parvient sûrement par l'épuration des humeurs et la vivification du sang, qui ramènent avec la santé une force robuste, rempart inexpugnable contre l'invasion ennemie. Le moyen pratique d'atteindre ce but est de suivre le traitement naturel approprié à son état et à son tempérament.

La troisième condition est d'ajouter à l'observation rigoureuse d'une bonne hygiène, l'usage varié d'une infusion de menthe poivrée, de mélisse, de thé avec du rhum, de liqueurs chaudes et stomachiques, de vins généreux, de bonne eau-de-vie.

Comme moyen sanitaire de la vie privée, mêler aux usages de la toilette, des parfums de plantes aromatiques : sauge, romarin, hysope, thim, etc.; étendre le phénol-Bobeuf dans l'eau qui sert au lavage du corps et de ses ouvertures; respirer quelquefois des vapeurs d'esprit de camphre. Les parfums et les aromates tuent l'insecte homicide du Choléra, comme le camphre tue la mite et beaucoup de vermine; on peut de temps en temps en volatiliser dans ses appartements. Il faut prendre garde de pousser l'usage jusqu'à l'abus; non seulement on manque le but, mais on tombe dans d'autres grands inconvénients.

On peut être bien assuré d'être entièrement à l'abri des atteintes du Choléra, par l'observation des règles préventives qui viennent d'être données.

Traitement curatif du Choléra par la médecine naturelle.

Si l'on est surpris par une attaque de Choléra, il faut arriver de suite aux moyens les plus énergiques des périodes évacuatives du traitement naturel.

On commence par l'emploi du vomitif éliminateur, conformément aux paragraphes 533 à 538 (*la Santé*, 5e édition). On arrive, après l'effet du vomitif, aux remèdes des périodes évacuatives; on consulte les paragraphes 507 à 522; on donne la préférence à la séve purgative et à la poudre évacuative qu'on peut administrer alternativement au malade, et dont on répète les doses toutes les deux heures ou toutes les heures, jusqu'à ce que les évacuations aient perdu leur mauvais caractère et repris une apparence de bonne nature. Il faut aussi tenir compte du paragraphe 530.

S'il est encore nécessaire, on revient le lendemain au vomitif et aux purgatifs. On donne pour boisson du thé chaud avec du rhum, ou une infusion de menthe ; on donne aussi une demi-cuillerée à café de phénol-Bobœuf dans un peu d'eau sucrée. On donne du bouillon consommé, quand les voies digestives sont débarrassées en grande partie des matières morbifiques. On revient au phénol si on s'en trouve bien.

Lorsque le calme est obtenu et que le danger est éloigné, on fait usage des sucs de végétaux et de sirop tonique, en se conformant aux paragraphes 481 à 503 de l'instruction pratique de *la Santé*, et on rentre dans la marche générale du traitement naturel.

A la période de refroidissement du début de la maladie, on emploie tous les moyens mécaniques et hygiéniques pour réchauffer le malade ; on le frictionne sur tout le corps avec le phénol. Mais la chaleur vitale revient surtout sous l'influence libératrice des évacuations devenues critiques, c'est-à-dire de bonne nature. — Les personnes frappées du Choléra, qui ont eu la bonne fortune d'être traitées par cette méthode naturelle, ont toutes jusqu'ici été sauvées.

L'esprit de camphre, recommandé par le docteur Achille Hoffmann, est aussi un bon moyen auxiliaire du traitement naturel. Le camphre et le phénol agissent comme anti-putrides et *insecticides*. Leur efficacité est surtout très-grande après l'expulsion des humeurs nuisibles.

PARTIE CRITIQUE

Définition du Choléra par la médecine officielle.

Les médecins de faculté classent cette redoutable maladie parmi les névroses du grand sympathique : états morbides caractérisés par des troubles fonctionnels dus à une perversion de l'innervation sans lésion matérielle évidente. « Pour nous, disent-ils, cette affection est une névrose ganglionnaire troublant principalement les sécrétions, la circulation et la calorification, névrose causée par l'action de certains miasmes insaisissables à nos moyens d'investigations.

« Si nous pouvions déterminer la lésion, que nous supposons être une altération des humeurs, nous classerions cette maladie, soit parmi celles du système sanguin, soit ailleurs ; mais n'ayant rien de démontré, nous sommes forcés de la rattacher aux organes dont le trouble est le plus saisissable, bien que ce trouble n'existe que secondairement à la lésion première inconnue. Or, ces organes nous semblent être le plexus du système nerveux ganglionnaire, et leurs expansions et ramifications.

Traitements du Choléra par la médecine officielle.

« Les essais thérapeutiques, quelques variés qu'ils aient été, n'ont pas fourni de moyen sur lequel on pût compter. Il faut avoir recours à la médecine des symptômes, réchauffer le malade et le raviver autant que possible. »

(*Dictionnaire de Médecine de Nysten.*)

« Il faut réchauffer, stimuler le malade par tous les moyens (sinapismes, bouteilles d'eau chaude, frictions, etc.). On a essayé le café, l'eau-de-vie, le punch ; d'autres préfèrent la glace, des boissons froides. On prescrit de l'opium pour calmer les coliques et les crampes, de la glace contre les vomissements, etc.; mais hélas ! le plus souvent, rechauffants, réfrigérants, calmants sont rejetés, et la science désarmée demeure impuissante ! »

(*Anthropologie pathologique*, tome II.)

L'école physiologique, qui a régné si exclusivement pendant vingt-cinq ans sur le corps médical, n'a admis que la saignée, l'eau et les boissons émollientes pour combattre le Choléra épidémique, que cette école prenait pour une simple inflammation gastro-entérique.

Voici maintenant ce que nous trouvons dans le *Traité de Thérapeutique*, tome II, du docteur Foy, pages 48, 49, 50 et 51.

. . . .

« Ce que nous écrivions, en 1831, de Varsovie aux Académies des sciences et de médecine de Paris, touchant le traitement du *Choléra-morbus épidémique, asphyxique, cyaniaque, grave, algide, asiatique*, etc.; fièvre grave, appelée encore *typhus* ou fièvre *typhoïde de l'Inde, choladrée lymphatique, trisplanchnie, trousse-galant, maladie noire, maladie bleue, asphyxie du cœur, psorantrie, psorantérite, typhus indien, choléra-indien*, etc., etc.; ce que nous écrivions alors, nous l'écrirons aujourd'hui. En effet, que savons-nous de plus sur la nature et la cause première de l'épidémie qui décima la France, il y a onze ans, après avoir ravagé la Russie, la Pologne, l'Autriche, la Prusse, l'Angleterre, etc., etc., qui fut si prompte dans son invasion, si funeste dans ses résultats les plus ordinaires ?

« Que savons-nous d'ailleurs sur toutes celles qui ont de siècle en siècle épouvanté l'espèce humaine? A part les symptômes et la marche de ces causes de désastre et de mortalité, causes qui sont autant d'individus nouveaux, tant dans leur cause et leur essence que dans leurs particularités, qui éclatent, durent et passent sans qu'on puisse les étudier, les connaître, préoccupé que l'on est des soins à donner aux malades; tout reste caché. Nous n'avons donc pu voir dans le Choléra asiatique qu'une maladie dite anciennenement *morbus totius substantiæ* (Frenel), car les systèmes nerveux, vasculaire, muqueux, etc., étaient simultanément affectés : de là, une médecine de tâtonnement, d'exploration, ou, en d'autres termes, une médecine de symptômes.

« On sait que les symptômes du Choléra indien ont été réunis en deux, trois ou cinq périodes. Nous admettrons ces cinq périodes, comme nous l'avons fait dans notre brochure sur le Choléra de Paris, bien que tous les malades ne les aient pas présentées, puisque beaucoup mourraient à la seconde, et que la première manquait souvent. Nous indiquerons également, pour chaque période, le même traitement qu'en 1832.

« *Première période* (Cholérine). Le malade éprouve-t-il un malaise général, a-t-il le visage affaissé, terreux ; ressent-il une douleur vague entre les omoplates, à l'épigastre ; a-t-il peu d'appétit? Repos au lit, quelques potages maigres pour toute nourriture ; infusé de tilleul pour boisson.

« Accuse-t-il des borborygmes dans les intestins ; a-t-il eu quelques selles indolores? Demi-lavements de têtes de pavots et d'amidon, cataplasmes de farine de lin sur le ventre, repos, diète ; eau de gomme pour boisson.

« Y a-t-il des soubresauts dans les tendons articulaires, des picotements dans les membres, des étourdissements, des bourdonnements dans la tête, des tintements d'oreilles ? Saignée générale de 250 à 375 et 500 grammes, selon la force du sujet ; frictions sur les membres avec de l'eau de Cologne coupée avec moitié d'eau ordinaire ; bains de pieds sinapisés ; repos, manger peu.

« Les étourdissements, les maux de tête, les tintements d'oreilles sont-ils accompagnés de légères douleurs dans l'estomac et dans le ventre ? Sangsues à l'anus ou à l'épigastre (mieux vaut à l'anus). La peau est-elle froide ? Frictions sèches ; les urines deviennent-elles rares ? Tisane nitrée.

« *Deuxième période* (évacuation, invasion au début de la maladie). Faciliter les vomissements ou en modifier la nature à l'aide de 75 à 100 centigrammes de poudre d'ipécacuanha ; combattre les crampes avec des cataplasmes laudanisés, promenés sur les avant-bras, les cuisses ou les jambes, ou par des onctions sur les mêmes parties avec l'huile d'amandes douces (30 grammes), laudanum (5 grammes) ; chercher à rétablir le cours des urines en appliquant sur le bas-ventre des cataplasmes préparés avec un décocté de feuilles de pariétaire et de pulpes de scille, ou en faisant sur les mêmes parties et à la région interne des cuisses des frictions avec un mélange à parties égales de teinture de scille et de teinture de digitale ; modérer l'abondance des selles en donnant pour boisson de l'*eau de riz édulcorée avec le sirop de gomme, et acidulée avec le suc de citron, et des demi-lavements préparés avec: écorce de chêne et amidon*, de *chaque* 10 *grammes*, s'il n'y a pas de douleurs abdominales ; ou avec : *tête de pavot et amidon, de chaque* 10 *grammes*, *laudanum de sydhenham*, 1 *gramme*, s'il y a des douleurs intestinales.

Y a-t-il de la constipation? 15 grammes huile douce de ricin en lavement ou demi-lavement d'eau de son, avec gros miel ou mélasse 60 grammes; modérer la nature des évacuations alvines ou les arrêter avec des demi-lavements préparés ainsi : sulfate de soude 10 à 15 grammes, hydrochlorate de soude 10 grammes, eau 375 grammes.

« La cépalagie est-elle intense? Saignée du bras ou sangsues à l'anus; étancher la soif à l'aide de boissons très-légèrement aromatiques.

« *Troisième période* (celle du froid, de l'anémie, de la cyanose). Avant la cyanose, sangsues sur l'épigastre ou sur l'abdomen, selon le siége de la douleur; bain sinapisé (2000 à 2500 grammes de farine de moutarde pour rappeler la chaleur générale; tranches d'orange, *morceaux de glace* à sucer, pour toute boisson; *vésicatoires* (avec la pommade ammoniacale) le long de la colonne vertébrale, sur l'épigastre, l'abdomen, saupoudrés d'acétate ou d'*hydrochlorate de morphine* (1 centigramme) pour calmer les crampes; bouteille d'eau chaude aux pieds. Après la cyanose, pour faciliter la réaction, toutes les dix minutes une cuillerée à bouche de l'émulsion suivante : émulsion 250 gr., phosphore 1 centigr., ou bien une cuillerée à café de mélange suivant : camphre, 5 gr., huile d'amandes douces 30 gr.. Continuer la glace à l'intérieur. Opposer aux hoquets, aux crampes d'estomac quelques cuillerées à café de sirop d'éther, ou quelques cuillerées à bouche d'une potion faite avec : eau de laitue et de tilleul, de chaque 45 grammes, sirop d'éther 15 grammes, acétate de morphine 5 centigrammes.

Quatrième période (celle de réaction). Surveiller le moment de la réaction, afin de cesser à temps toute médication excitante, de pratiquer des émissions sanguines, générales ou locales et en rapport avec la force, l'âge, le tempérament, etc., du sujet ; de donner des boissons émollientes, d'appliquer des révulsifs sur les extrémités, de la glace sur la tête.

« *Cinquième période* (Coma, symptômes typhoïdes). Voyez fièvre typhoïde (forme nerveuse, adynamique ou ataxique).

« Tel a été, en général, le mode de traitement du Choléra épidémique, il y a dix ans, et tel il serait encore aujourd'hui si nous devions revoir un fléau de cette nature. Enumérons-nous maintenant tout ce que l'amour de la science et de l'humanité, tout ce que le désir et l'envie de bien faire ont conseillé et employé contre cette forme particulière de fièvres continues graves que nous voyons dans nos climats ? Rapellerons-nous tout ce que d'autres sentiments, moins dignes que les premiers, ont également prônés, vantés contre la même maladie ?

« Non. Un mémorial semblable (?) serait tout-à-fait inutile à la thérapeutique ; de plus, ce serait constater, une fois de plus, et *la richesse stérile de notre pharmaceutique*, et les *misères publiques de notre profession*. Nous préférons avoir exposés, très-brièvement, les traitements les plus rationnels, ceux qui ont paru avoir quelques succès, non dans la troisième période, où l'art a complétement échoué ou été inutile, quoi qu'il ait fait, mais dans les autres périodes. On sait enfin quelles diversités, quelles variétés de méthodes curatives ont été proposées et employées dans la période cyanique. Le froid et le chaud, les toniques et les débilitants, les révulsifs, les antispasmodiques, les calmants, enfin la transfusion du sang, l'injection d'un saluté aqueux de carbonate de soude dans les veines ; tous les genres et espèces d'agents thérapeutiques ont été essayés dans le traitement du Choléra-morbus, et cela, sans succès ! »

« Qui oserait alors attribuer à soi-même ou à sa méthode le très-petit nombre de malades qui ont échappé, quand tant d'autres, traités de la même manière, ont succombé ? Il nous sera donc permis encore de répéter, non plus ces mots : *tous les moyens sont bons, tous sont mauvais* (voir nos lettres des 1er et 30 juin 1831 à l'Académie des sciences et de médecine) ; *bons,* lorsque le mal est peu intense, *mauvais,* quand il est violent ; mais : *tous les moyens ont été bons, tous ont été mauvais.* »

Enfin, pour compléter l'indication des moyens pratiqués par la médecine officielle, nous devons mentionner les astringents minéraux recommandés aujourd'hui, et tous les agents mis en usage en vue d'arrêter les vômissements et la diarrhée.

Remarques critiques.

Nous venons de mettre sous les yeux du lecteur, l'assemblage hurlant des doctrines sans principes, des contradictions sans fin, des doutes, incertitudes, conjectures et négations de la prétendue science médicale.

Il suffit de lire les procédents extraits de la science officielle, pour voir une saine critique jaillir du gros bon sens, et condamner les plus grossières aberrations de l'esprit humain, tournant sur lui-même, malgré le bon vouloir individuel, dans le culte de la matière brute et dans l'ignorance de la vie.

Nous allons nous borner à signaler l'écueil où vient fatalement s'engloutir le navire chargé de conduire les malades au port de la santé. Les pilotes ne connaissent pas la mer ; les phares de la science de la vie sont éteints ; la nuit règne sur les vagues soulevées avec fureur par la tempête toute-puissante ; la dispute, le désordre, l'anarchie règnent entre les officiers du bord ; la confusion est à son comble ; le désespoir s'empare des malheureux passagers qu'engloutit le flot toujours montant de la maladie! — Au premier rayon du jour qui commence à pointer à l'horizon, venez visiter cette région désolée qu'éclairera bientôt la lumière de la vraie science; le gouffre sera calme à sa surface, mais il aura englouti dans ses abîmes acteurs, victimes, épaves du terrible drame de la médecine qui se joue en ce moment sur la scène du monde, aux crédules applaudissements de la foule ignorante.

Il nous sera bien facile de justifier ces trop véritables accusations, seulement en nous renfermant dans le sujet de ce chapitre.

Dans le précédent exposé des *Traitements les plus rationnels* de la médecine officielle, le moyen de faciliter les vomissements ou d'en modifier la nature à l'aide de la poudre d'ipécacuanha, est bien digne d'éloge. Mais que penser de l'écorce de chêne et de l'amidon pour arrêter les évacuations? Que penser de l'opium et de la morphine, du laudanum qui paralysent la vie; des saignées et des sangsues qui l'épuisent au moment où elle aurait si besoin de force vitale pour soutenir la lutte? Que de moyens aussi aveugles que contradictoires et allant diamétralement contre le but qu'on veut atteindre!

Le Choléra étant déterminé par des miasmes et occasionné par des foyers d'infection, le gros bon sens nous conseille, avec la salubrité, d'enlever les immondices qui troublent la pureté de l'air par des émanations malsaines, de faire régner la plus sévère propreté dans nos habitations, dans nos vêtements et sur notre personne.

Avisez-vous maintenant de faire régner aussi la salubrité dans votre corps. Ici commence l'empire de la médecine qui dispose de la police et de l'ordre du corps vivant en dépit du sens commun. On fait le contraire de ce qui est commandé par l'hygiène et la salubrité.

Dans son absolutisme omnipotent, la médecine officielle vous ordonne de ne curer aucun vaisseau de votre économie, de conserver religieusement toutes les humeurs malsaines ou non qui peuvent l'encombrer, et qui deviennent comme des points d'appel du miasme cholérique. Qu'importe, concentrez toutes ces impuretés morbides en vous ; prenez des astringents, bouchez les issues, et ne laissez rien perdre. Une purgation en temps épidémique est un crime de lèse-faculté.

On nous dit que le Choléra, débutant par un relâchement et des purgations, c'est appeler le fléau que de se purger.

Nous allons démontrer toute la fausseté et tous les dangers de cet argument.

Entendons-nous d'abord sur la valeur du mot purgation, que la médecine officielle ignore complétement, ou fait semblant d'ignorer.

Une purgation est une crise causée par les seules forces de la nature ou artificiellement provoquée par un remède purgatif. Purgation est synonime de crise : c'est un jugement ; c'est la séparation du bon et du mauvais, c'est l'expulsion de l'économie des principes morbides que le corps rejette. Telle est la purgation qui épure, qui assainit et *purge* l'économie en la vivifiant.

Les déjections cholériques n'ont aucun des caractères de la purgation. Mais elles résultent d'une fonte générale et épouvantable des humeurs et des solides du corps, qui s'use en quelques heures. La Cholérine, la dyssenterie, des diarrhées rebelles sont aussi des déjections empreintes d'un caractère de mauvaise nature, c'est-à-dire non critiques, mais disparaissent, comme celles du Choléra, par les évacuations critiques de bons purgatifs bien administrés.

Qui croirait que des médecins jettent en ce moment cette criminelle confusion, des évacuatious saines ou critiques et des déjections morbifiques, dans les esprits timorés!

La purgation déblaie le corps et le débarrasse de toutes les matières impures à la faveur desquelles les miasmes et les animalcules microscopiques pénètrent dans l'économie vivante, causant la diarrhée épidémique, pour y exercer les désastres du fléau.

Le parti systématique de retenir toutes les humeurs impures dans le corps, comme le loup dans la bergerie, de plus, ménage pour l'avenir une pépinière des plus graves maladies.

La médecine officielle à l'œuvre n'est-elle pas la plus complète justification des récentes paroles du prince de la science médicale, desquelles il résulte qu'on se guérit mieux sans remèdes qu'avec les remèdes, et qu'il est plus sage, étant malade, de ne pas appeler le médecin ?

Ce solennel aveu du docteur Velpeau, parti du sanctuaire académique, n'est que l'expression infiniment discrète d'une redoutable situation.

Heureux ceux qui devinent l'énigme du sphinx menaçant éternellement la partie ignorante de l'humanité; ils ne seront pas dévorés par lui!

DU MÊME AUTEUR

A TOUT LE MONDE

LA SANTÉ

OU

ENSEIGNEMENT POPULAIRE DE LA MÉDECINE NATURELLE

ET DU

TRAITEMENT SOUVERAIN PAR LES PLANTES

CINQUIÈME ÉDITION

Édition populaire, comprenant la matière d'un fort vol. in-8°

Prix : UN franc.

NOTA. On ne trouve pas le livre : LA SANTÉ, à l'ancienne pharmacie de l'auteur, avec laquelle il n'a plus de relations. — M. HUREAUX, *retiré depuis plusieurs années à la campagne, où il cultive et manipule lui-même les plantes avec lesquelles il a expérimenté et créé la Méthode naturelle, vient à Paris les* MARDIS, JEUDIS *et* SAMEDIS, *de* 1 *à* 4 *heures, au bureau de ses publications, rue des Martyrs,* 10, *où il donne les éclaircissements qui lui sont demandés sur cette Méthode.*

Anc. Mon BÉNARD. — Imp. SERINGE Frères, place du Caire, 2.

www.ingramcontent.com/pod-product-compliance
Ingram Content Group UK Ltd.
Pitfield, Milton Keynes, MK11 3LW, UK
UKHW021021220726
13924UKWH00001B/109

9 782019 943769